**每天运动 5 分钟，**
**远离腰椎疼痛.**
这里既有图文，又有视频，

当大家看到书中的某个动作有点难度，
害怕自己做不到位的时候，不要担心，
扫描对应的二维码即可观看我的讲解视频，

如果您有疑问，
也可以在视频下方留言，
我会尽力帮助大家解决问题。

一起训练吧

5 min

每天运动**5分钟**
远离**腰椎疼痛**

大 菲 著

刘明均 郭树章 审

人民卫生出版社
·北京·

**图书在版编目（CIP）数据**

一起训练吧：每天运动 5 分钟，远离腰椎疼痛 / 大菲著 . —北京：人民卫生出版社，2021.8
ISBN 978-7-117-31844-0

Ⅰ. ①一… Ⅱ. ①大… Ⅲ. ①颈椎–脊椎病–康复医学②腰椎–脊椎病–康复医学 Ⅳ. ①R681.509

中国版本图书馆 CIP 数据核字（2021）第 148179 号

| | | |
|---|---|---|
| 人卫智网　**www.ipmph.com** | 医学教育、学术、考试、健康，购书智慧智能综合服务平台 | |
| 人卫官网　**www.pmph.com** | 人卫官方资讯发布平台 | |

一起训练吧——每天运动 5 分钟，
远离腰椎疼痛
Yiqi Xunlian ba——Meitian Yundong 5 Fenzhong,
Yuanli Yaozhui Tengtong

著　　者：大　菲
出版发行：人民卫生出版社（中继线 010-59780011）
地　　址：北京市朝阳区潘家园南里 19 号
邮　　编：100021
E - mail：pmph @ pmph.com
购书热线：010-59787592　010-59787584　010-65264830
印　　刷：北京华联印刷有限公司
经　　销：新华书店
开　　本：889 × 1194　1/24　印张：5.5
字　　数：97 千字
版　　次：2021 年 8 月第 1 版
印　　次：2021 年 9 月第 1 次印刷
标准书号：ISBN 978-7-117-31844-0
定　　价：49.00 元

**大菲**，本名张春雨，天津非物质文化遗产"荀式经筋推拿点穴法"第五代传人，高级运动康复师，一级社会体育指导员，全网粉丝超 1 000 万，致力于腰椎运动康复，每天带领 5 万人锻炼腰椎，帮助数以万计的人摆脱腰痛。

大家好，我是你们的朋友大菲。

2018 年，我在网络平台发布了第一条腰椎康复短视频，获得了很高的播放量，也就是从这条视频开始，我结识了一群被腰痛困扰的朋友。本着跟大家共同进步的想法，我开始坚持每天发布一条腰椎康复和锻炼的视频，与大家分享如何度过急性期、强化腰背肌、在家徒手训练等。

大家的认可，也是我努力的动力。看着这么多人跟我一起打卡锻炼，他们靠着自己的坚持和努力，走出腰痛的困扰，获得的成就感不言而喻。在与大家的交流中，我也不断总结经验，逐步积累了一套系统的腰椎康复训练方法。

期间也有朋友反馈，视频虽然看起来很直观，但有一些知识点和动作要点常常忘记，是否能将内容汇总成一本书，这样更便于查找和学习适合自己的锻炼方式，当然，如果能和视频结合就更完美了。的确，书籍的保存性和方便性是视频不能比拟的，与此同时，为了响应国家全民健身的号召，这本图书也就提上了日程。

去年我的主要任务就是写这本书，别看我在视频中演示和讲解游刃有余，但对写书，我不得不承认自己是新手，从内容选取，到文字梳理，再到图片拍摄，每一个看似简单的步骤，都让我体验到写书是一件不容易的事，幸好有大家的支持，让我觉得做每一件事都有意义。

　　经过与编辑的反复沟通和修改，这本书终于能跟大家见面了，在这里也同样感谢人民卫生出版社，让我实现了自己的目标。本书超出了我的预期，书中详细讲解了腰椎锻炼的每一个动作，应该注意的问题以及如何居家徒手锻炼腰椎等。系统、全面、细致的描述，让有腰痛困扰的朋友，能第一时间找到对应的方法，不需要任何基础，也能锻炼腰椎。

　　书中还有另外一个惊喜，那就是它实现了我的想法，既有图文，又有视频，当大家看到书中的某个动作有点难度，害怕自己做不到位的时候，不要担心，扫描对应的二维码即可观看我的讲解视频，如果您有疑问，也可以在视频下方留言，我会尽力帮助大家解决问题。

　　运动是健康的源泉，科学是健康的法宝。在这本书里，我继续带着大家一起科学运动，共享健康。

大菲

2021 年 6 月

# 一起训练吧 目录

第一章

**你的腰椎间盘
突出吗**

# 一、腰肌劳损的表现

腰肌劳损常见于久坐人群、重体力劳动人群、家庭妇女等，年龄多在 30～50 岁，由于长期不正确的用腰姿势，导致腰部肌肉、韧带等软组织受损，具体表现如下。

> 1. 腰部酸痛或胀痛，部分刺痛或灼痛。
> 2. 不能坚持弯腰工作，腰部有压痛点。
> 3. 劳累后腰部疼痛，稍微休息后减轻。

一般通过合理的康复治疗，可以完全康复。

# 二、腰椎间盘突出症的表现

腰椎间盘突出症主要是由于椎间盘退变，纤维环部分或全部破损，髓核突出后压迫邻近神经根引起的一种综合征，多发于运动量较大的人群、重体力劳动者或者长期腰椎受压者（长期站立）等，主要的表现如下。

1. 腰背部疼痛，下腰部及腰骶部钝痛。
2. 腰痛像触电一样，并且向腿部放射。
3. 下肢疼痛、麻木，臀部、下肢后侧或外侧出现疼痛和麻木。

少数患者会出现以下情况：
1. 轻轻咳嗽几声，腰痛的程度会加重。
2. 仰卧位休息后，疼痛依旧不能缓解。

第二章

**腰椎间盘突出症**
**急性期**

# 一、急性期的注意事项

1. 腰椎间盘突出症急性期要严格卧床 14 天以上。
2. 早期下床活动时要佩戴软腰围 3~5 天。
3. 腰部疼痛基本消除后，开始进行运动康复。

# 二、急性期的饮食要求

1. 饮食宜清淡，多饮水，忌食生冷油腻的食物。
2. 多吃含纤维丰富的蔬菜和水果，防止便秘。
3. 不能吃高热量的食物，比如甜食会加重肠胃的消化负担，还会使脂肪堆积，对于康复非常不利。
4. 禁烟酒。

# 三、急性期应该如何运动

　　腰椎间盘突出症急性期腰疼得很厉害的时候，不要做任何康复运动，一定要卧床静养，给腰椎一个缓冲的时间，等急性期后，先从直抬腿等最基本的动作开始做起，大约一周后，就可以进行小燕飞等动作。在做的时候，一定要循序渐进，不可操之过急，相信坚持一段时间，你的腰椎就会回到健康的状态了！

第三章

# 腰椎运动康复的
# 黄金动作

本章锻炼方法适合腰椎
疼痛缓解以后的人群。

# 一、小燕飞：

## 锻炼腰背肌肉，稳定你的腰椎

扫描二维码观
看视频演示
小燕飞

**动作讲解**

    1. 在硬床上或瑜伽垫上，取俯卧位，脸部朝下，双臂夹紧身体，上半身向上抬起。

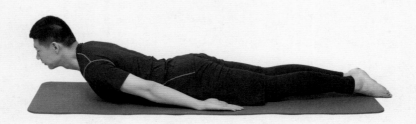

2. 感受腰部反应，如果疼痛允许，则双脚轻轻抬起，腰骶部肌肉收缩，尽量让腹部支撑身体，持续3~5秒，然后放松肌肉，四肢和头部回归原位，休息3~5秒再做一次。

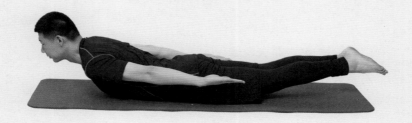

每天可做30~50次。可分为2~3组，坚持3个月以上，腰椎术后的朋友最好将小燕飞作为终身锻炼项目。刚开始时，可先做10~20次，逐渐增加，每天睡前在床上做，贵在坚持。

# 二、滚背法：

## 疏通腰椎堵塞，还你健康好腰

俗话说："每天滚背，人活百岁。"背部藏着很多条经络，每天滚背3分钟，可疏通膀胱经，疏通气血，生发阳气，固肾强腰。

人的后背有督脉，为阳脉之海，也是全身阳气集聚和运行的通道，如果督脉堵塞，阳气生发不好，颈椎、胸椎和腰椎都会跟着出现问题，这样一来全身都会受到牵连。

每天坚持做滚背，可以拉伸脊柱，疏通督脉，疏通膀胱经，强肾壮腰，提升阳气，还能纠正脊柱方面的问题，所谓正骨柔筋。

扫描二维码观看视频演示
滚背

1. 并腿屈膝坐在地上，两手环抱住小腿，收腹拱背。

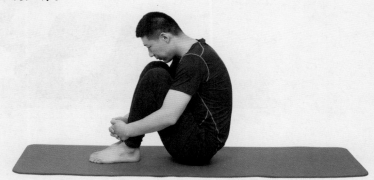

2. 身体往后从尾椎、腰椎一节一节触及地面，刚开始脚不用越过头，多做几下后再视身体状况而定，滚到胸椎、颈椎、脚尖朝上，渐渐地双脚越过头，脚打直，脚尖着地。

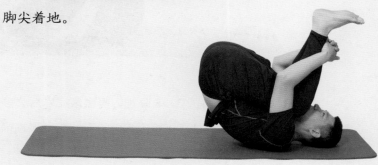

第三章 腰椎运动康复的黄金动作

3. 躺在地上，两脚屈膝，两手环抱住小腿，抬头收腹拱背，身体往后从尾椎、腰椎、胸椎一节一节碰触地面，如此前后滚过来滚过去。要看自己身体状况，做不到不能太勉强。

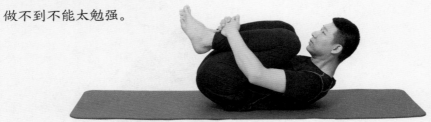

典型错误：双手抱不住小腿，整个身体失衡，无法起到按摩脊柱的作用。

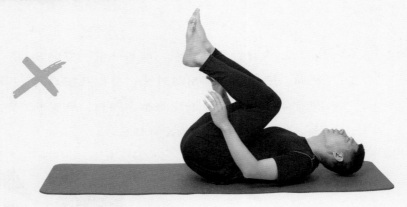

这种背部的滚动，每天 3～5 分钟，每次滚完以后会感觉到背部热热的，这表明气血疏通了。每天滚背，对颈椎、腰椎都有很好的调理作用，建议长期坚持。

# 三、挺肚子：

## 专克腰痛，腰椎疼痛慢慢消失

1. 在硬床上或瑜伽垫上，取仰卧位，双肘、双掌、双脚跟做好支撑。

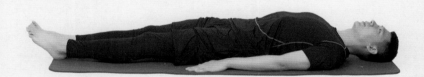

2. 腹部向上挺起，腰骶部肌肉收缩。

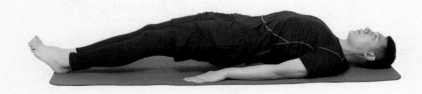

3. 持续 3 ~ 5 秒，然后放松肌肉。

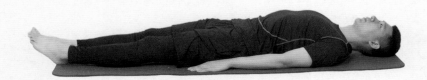

挺肚子每天进行 2 组，1 组 30 ~ 50 次，坚持 2 个月以上。

# 四、五点支撑:

## 稳固腰椎，3分钟强化腰背

扫描二维码观
看视频演示
**五点支撑**

**动作讲解**

1. 仰卧床上，双腿屈曲，全身放松。

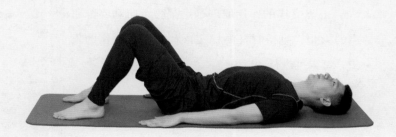

17

2. 以双足、双肘和后头部为支点用力将臀部抬高。

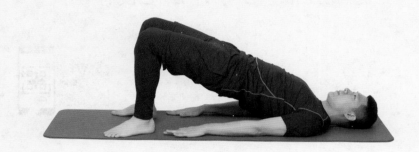

每次持续 3~5 秒，然后缓慢放下，休息 3~5 秒，为一个周期。此即为五点支撑法。

五点支撑的作用原理是增强腰背肌和腹部肌肉的力量，维持脊柱的稳定，预防腰部损伤的发生。每天可进行 30 次。

# 五、倒走：

## 腰椎间盘突出必练动作，腰一天比一天好

1. 脚尖先着地，脚跟后着地。
2. 后退时，双腿要用力挺直，膝盖不能弯曲。

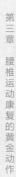

3. 行走时，要留意运动方向，还要掌握平衡，以防摔倒，因而对空间和知觉的感知能力将得到锻炼而增强。

4. 倒走需要腰腹用力，这样能很好地锻炼腰部力量，有利于腰椎间盘突出症患者的康复。

5. 每天倒走时间尽量超过30分钟，不过要注意的是，要选择安全舒适的环境进行，比如操场等平整安全的路面，以身体微微出汗为宜，每天1~2次。

# 六、麦肯基:

## 广受好评的腰椎康复必练动作

扫描二维码观
看视频演示
麦肯基

麦肯基是腰椎颈椎康复的一个经典动作，具体动作步骤如下。

1. 俯卧在地面上，先保持 30 秒，头部转向任意侧，全身肌肉放松，均匀呼吸。

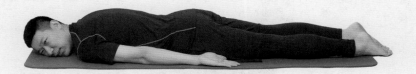

2. 双手、双肘放在身体前侧，缓缓支撑，头部慢慢上抬，坚持5秒钟。

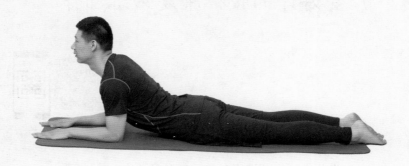

3. 如果痛感没有加重，上身随着头部缓缓抬起，胳膊稍微用力支撑，一直挺到最大位置，坚持5秒。

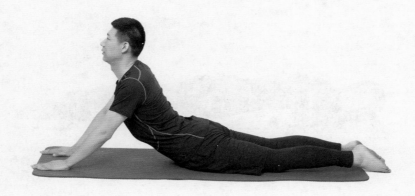

以上动作是一组，每组进行 10 次，这个动作做完后如果没有疼痛加重的情况，可以继续进行下面的动作。

4. 双手扶住腰部，上身向后仰，到最大为止，充分弯曲脊柱，感受到腰部挤压，坚持 3~5 秒。

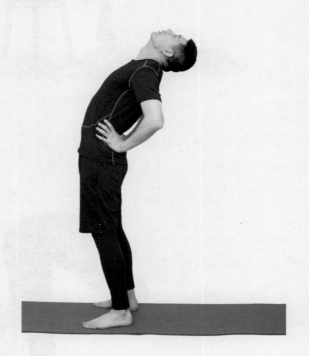

5. 如果进行步骤4后疼痛无加重情况，则可继续进行下面动作。坐在凳子上，上身弯曲双手触碰脚部，感受腰部的拉伸，1次5秒，做3~5次。

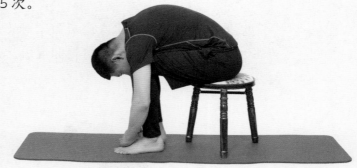

6. 保持站立，做体前屈动作，双手尽量触碰脚部，感受腰背部、大腿后侧的拉扯感，坚持5秒放松，进行3~5次。

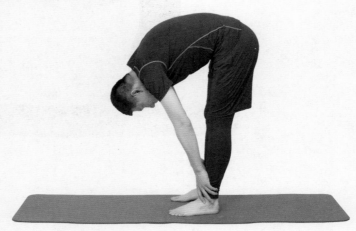

7. 如果上述动作完成后疼痛没有加重，可进行最后一个动作，保持仰卧，双腿屈膝，大腿触碰上身，双手用力抱小腿，坚持5秒放松，进行3~5次。

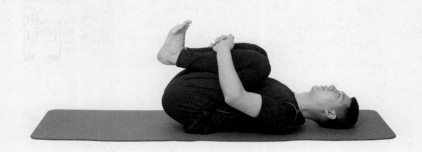

麦肯基康复动作是一个简单有效的自我康复方法，对于已度过急性期的腰椎间盘突出症患者很有帮助，在完成每个动作之后要及时评估身体反馈，如果感觉疼痛加重则需要进行调整或休息。

# 七、蹲墙功:

## 修复腰椎, 远离腰椎间盘突出症

扫描二维码观看视频演示蹲墙功

　　肾为先天之本, 生命之源, 一个人身体是否健壮, 与肾的强弱有关。

　　肾气充盛, 人就精力旺盛。肾气不足则精神萎靡, 腰酸腰痛。面墙蹲是一个提升肾气的动作, 它还可以起到强腰松髋的作用, 但面墙蹲有一定的难度, 需要经过大量的练习才能做到, 很多健身爱好者热衷于深蹲, 但他们很可能无法做一个标准的面墙蹲。

1. 面对一堵墙站立，鼻尖触墙，脚尖也触墙。

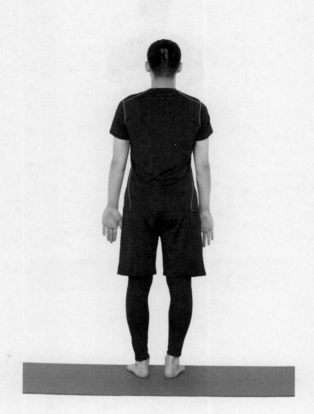

2. 鼻尖贴墙慢慢下蹲，下蹲的时候吸气，注意缓慢吸气，感受腰部拉伸的感觉，同时控制好重心，手背紧紧贴墙。

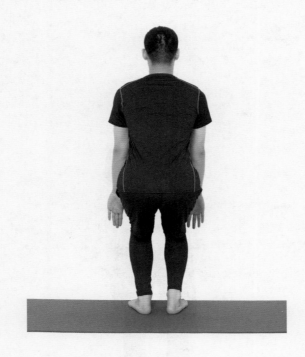

3. 完全下蹲，双手抱膝，鼻尖依旧贴墙，身体再缓慢起立，直到完全直立。

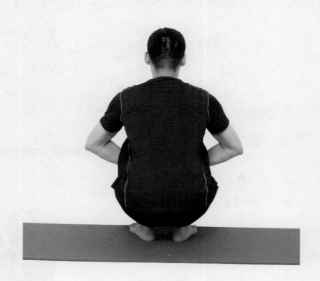

初学者每组进行 10 次，1 天进行 3 ~ 5 组，练习的时候如果重心向后倒，将脚尖稍微后移便可。随着长时间的练习，可以做到脚尖贴墙后，每次重复 100 个以上面墙蹲，练习 3 个月后，肾气充足，走路轻松，腰部也会非常轻松。

# 八、吊单杠：

## 增加腰椎间隙，减轻腰椎疼痛

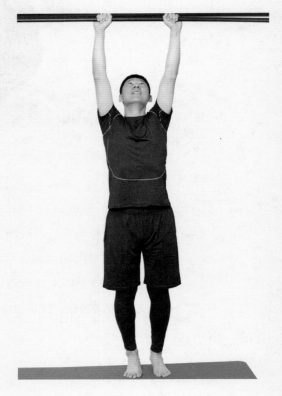

**动作讲解**

1. 这个动作很简单，就是在吊单杠的基础上，提起脚跟，脚尖着地，充分拉伸腰椎间隙，这样能最大限度地使脊柱得到放松，减轻腰椎间盘压力。

2. 单杠的高度要适合，如果单杠较高，尽量让家人辅助，以免二次受伤。

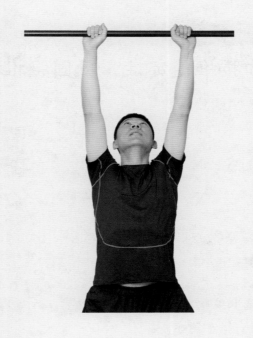

3. 吊单杠有一定的禁忌，腰椎间盘中央
型突出和脱出的人不建议做，单侧轻度突出
或膨出的人可以进行，每次20秒，每天进行
3~5次。

# 九、平衡支撑：

## 增加腰椎稳定性，巩固腰椎

扫描二维码观
看视频演示
平衡支撑

**动作讲解**

　　1. 选取柔软地面，身体保持跪姿，后背
与地面平行，平稳呼吸。

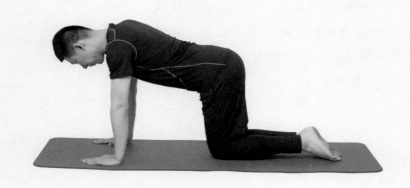

2. 臀部收紧，左手向前伸，右腿向后伸，脚尖绷直。

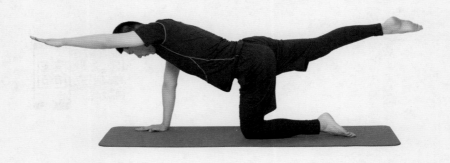

3. 坚持 10 秒钟，然后换对侧 10 秒钟，左右各进行 10 次，以感受到腰背部发紧、发热为宜。

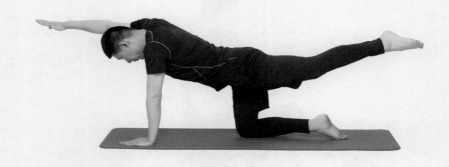

# 十、痛点追踪法：

## 利用一个棒球，改善疼痛

扫描二维码观看视频演示
痛点追踪

**动作讲解**

1. 首先准备一个棒球，最好选择硬质的棒球。

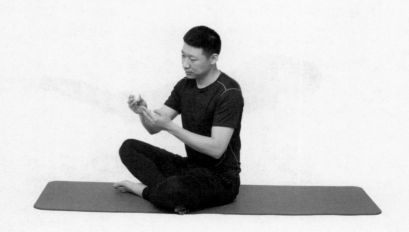

2. 找到疼痛点位置，用小球对准痛点位置。

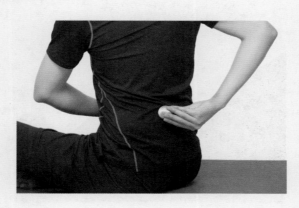

3. 平躺在床上，将棒球放在身下，寻找压痛点。

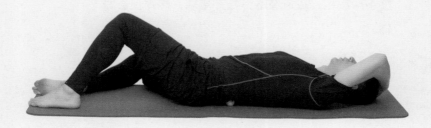

4. 通过身体重力的作用进行按摩，当这个压痛点痛感消失后则寻找下一个痛点或麻木点，每天进行10分钟左右。

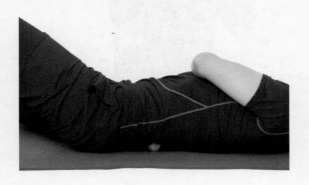

痛点追踪属于经络疏通的一种方法，通则不痛、痛则不通，存在疼痛则该位置存在淤堵，通过小球按压，疏通经络，打开堵塞，疼痛便会减轻。

# 十一、泡沫轴滚压：

## 小小泡沫轴，放松肌肉

**动作讲解**

1. 保持坐姿，双腿弯曲，将泡沫轴放置在腰部。

扫描二维码观看视频演示
泡沫轴

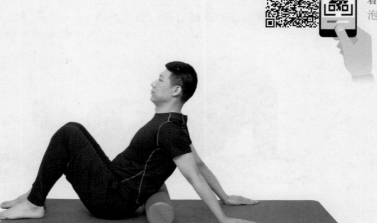

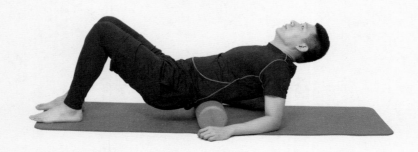

　　如果对身体的平衡掌握得不错，可以将双臂放置胸前，靠腿部和腹部力量，前后滚动。

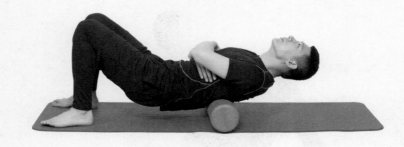

2. 腰椎间盘突出引起的坐骨神经痛和腿部外侧疼痛也很常见，同样可以用泡沫轴进行自我按摩缓解。

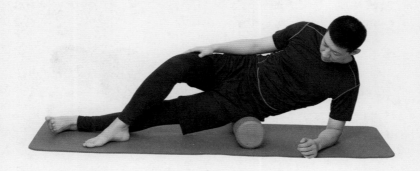

一侧腿悬空，另一侧腿部用力，滚动泡沫轴，充分按摩梨状肌和大腿外侧肌肉。

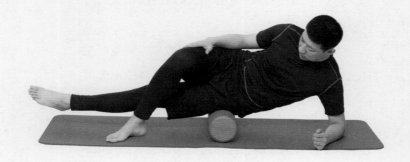

3. 对于大腿前侧的麻木也可以通过泡沫轴进行滚压，保持俯卧姿势，将泡沫轴放置在大腿下方，双臂用力前后滚动，充分按摩股四头肌。

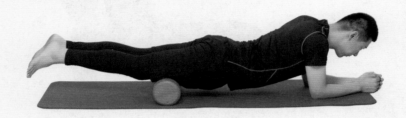

**注意事项**

1. 最好选择实心的泡沫轴，不要带狼牙的，泡沫轴尽量表面柔软一些，泡沫轴表面积大，可以按摩到很多位置。

2. 由于泡沫轴按压属于自重按摩，轻重程度自己可以控制，腰椎间盘突出症的患者使用的时候可以根据自己的情况进行调节。

3. 普通人也用泡沫轴对腰方肌进行滚压，可以缓解下腰背的僵硬，能够起到很好的放松作用。

第四章

**腰椎运动康复的
王牌动作**

# 一、大道至简：

## 乞丐蹲！蹲一蹲，利全身

　　乞丐蹲是传统健身中的一种蹲法，只要坚持，受用无穷。

扫描二维码观
看视频演示
乞丐蹲

**动作讲解**

　　1. 饭后，找一面墙，如果腰不好，可以找一个舒适的靠垫，不可太软，站在墙前，屈膝下蹲，背必须要挺直，贴靠墙壁或靠在软垫上。

　　2. 头要中正，头顶百会穴要与会阴穴成一条直线，臀部离地，紧压在小腿肚上。

1. 每次练习 15 分钟，眼神内敛，收摄心神，专心下蹲，保持姿势，不要胡思乱想，也不要一边蹲着一边与旁人交谈或做其他事情。

2. 练习的过程中如出现打嗝、放屁等情况，是正常现象，也是收效的表象，浊气下降自然会放屁，千万不可忍屁不放。

3. 开始练习的过程中会出现脚麻的现象，时间长了就不会了，这样能够增加脚力、疏通经脉。

4. 练习 15 分钟后，慢慢起身，不要过快过猛，原地舒展身体。动作很简单，但功效显著，贵在坚持。

# 二、王者动作:

## 摇山晃海，疏通腰椎堵塞

　　每天晃海3分钟，腰部气血往上升。摇山晃海能协调脏腑和经络之气，对于腰酸背痛、脊柱侧弯等都有较好的作用，腰痛的朋友，不妨多做这个动作，它可以疏通腰部的气血，在锻炼脊柱的同时，使腰部气血充盈，还你健康好腰！

扫描二维码观看视频演示
摇山晃海

## 动作讲解

　　首先保持盘腿坐姿（可单盘、双盘），上身挺直，双手向后伸，平和呼吸，以腰部为轴从左向右缓慢俯身移动，上身向下压到最低，到极限位置后缓慢起身再重复动作，这样从左到右进行 36 次，然后从右向左进行 36 次，共 72 次，动作越慢越好。

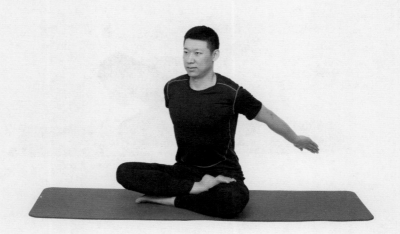

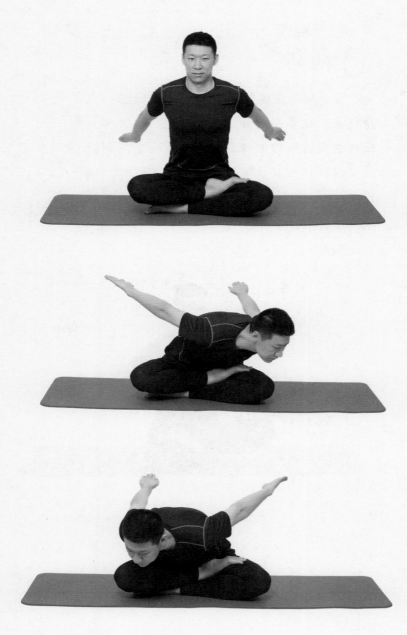

1. 要求做到慢、匀、松、静，切忌急躁猛动。

2. 切忌头动，要以腰为轴上身整体地晃动，人向左晃时意似向右走，这样效果更好。

摇山晃海错误演示。

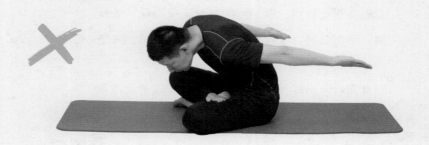

3. 切忌仰身，在起身的时候身体挺直即可，不可后仰，否则便成了反弓，精气就会涣散。

4. 此动作没有年龄限制，任何年龄的人群均可练习。

第四章 腰椎运动康复的王牌动作

# 三、练腰力：

## 金刚铁板桥，打造你的腰力

　　腰为肾之府，强腰则壮肾，腰部和肾是紧密相关的。

　　金刚铁板桥是一项专门强化腰背功能的动作，它能强化腰背肌，温肾提阳，每天坚持做，能让腰背肌肉强健，身材也越来越好。新手第一周坚持不住，可以先从两分钟做起，时间慢慢增加。腰椎间盘突出症导致腰疼的，一定要过了急性期以后再进行金刚铁板桥练习。

1. 找两个等高且稳定的凳子，在家人的帮助下，把颈肩部位和小腿搭在凳子上，双手层叠放在丹田位置，腰部用力，保持身体平直。

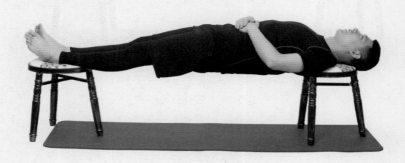

2. 刚开始练，进行3分钟左右即可，随时锻炼，时间慢慢增加，直至10分钟、20分钟等。

3. 腰部下沉或肚子挺得过高都是错误动作。

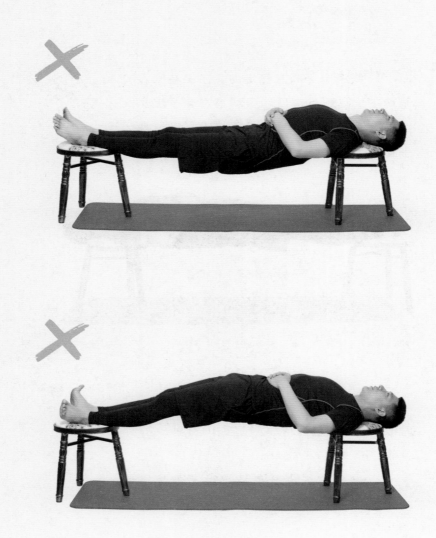

# 四、传统健腰动作：

## 矮子步，健腿强腰必练

矮子步可以强化腰部、腿部肌肉力量。

扫描二维码观
看视频演示
矮子步

**动作讲解**

1. 保持半蹲姿势，重心向后，双手背在身后，双脚并拢，双膝夹紧，双脚交替向前行走。

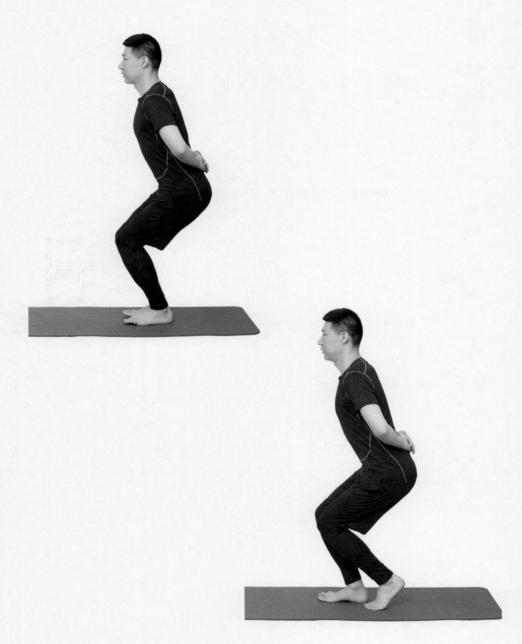

2. 走动的过程中，膝盖始终保持夹紧状态不要分开，同时整个过程中头部高度不变。

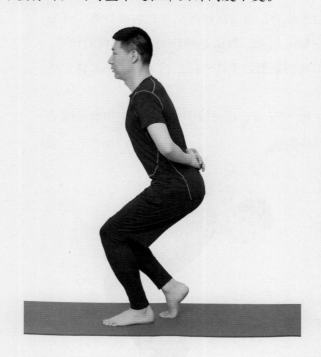

**注意事项**

1. 要量力而行，开始走时，不用蹲到底，可略微小蹲，也就是说大腿与小腿的弯度小一点，待姿势习惯后，再把姿势调低一点。

2. 走矮子步四五天后，小腿肚子会很痛，甚至痛得不走矮子步时也痛，这时一定要坚持锻炼，不可当逃兵，因为这时的痛不是病痛的痛，而是缺乏锻炼的痛，也就是说这是一个积极的信号，告诉我们要锻炼了。坚持三四天，疼痛就自然消退了。

3. 矮子步行走过程中，不要如下图低头或重心过度前倾。

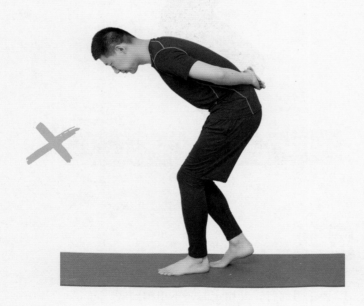

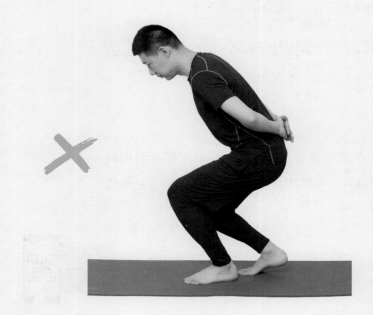

# 五、护你好腰：

## 100 个俯卧撑不如 1 个伏虎功

　　伏虎功来自武术动作，是强化腰背肌肉的有效动作，腰椎间盘突出度过急性期后可以做伏虎功。

扫描二维码观看视频演示
伏虎功

**动作讲解**

　　1. 保持俯卧撑姿势，双手双足支撑身体，躯干保持平直。

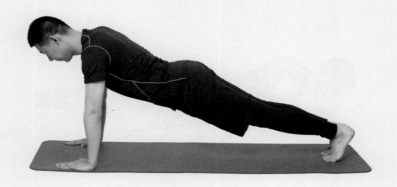

2. 双手支撑，臀部向下压，头部上扬，整个背部成弧形，感受重心从后向前移动。

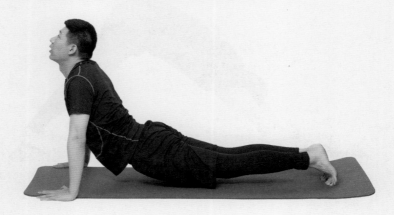

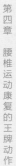

3. 重心向后移动，臀部回收，上身降低，逐渐恢复到平直状态。

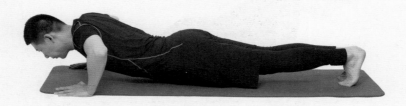

4. 重心继续后移，臀部翘起，手臂发力，将上身撑起，此时腿部不要打弯，前脚掌抵住地面，保持平衡状态。

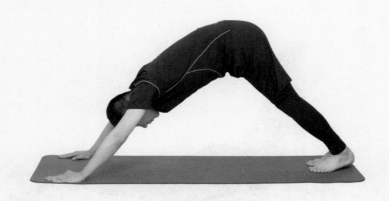

5. 双臂弯曲，重心前移，重复之前的过程。

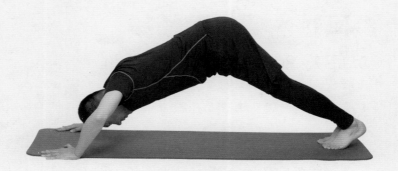

　　伏虎功的运动方向正好吻合任、督二脉的运行方向。伏虎功是前后运动，而非俯卧撑的上下运动，它是沿着任、督二脉的方向运动，正好可以激发人体的阳气，尤其是疏通人体的任、督二脉。

　　伏虎功对于提升肾气很有效，刚开始练习，每天只需进行 5～8 次即可，长久锻炼后每天进行 20～30 次。

# 六、再忙也要做深蹲!

## 每天 30 下，强腿壮腰椎

深蹲是力量训练之王，它可以增强全身力量和肌肉，是增长全身肌肉最有效的动作，能有效地强化腰背肌，对腰椎间盘突出症的康复也很有帮助。

**动作讲解**

1. 双脚与肩同宽或稍微宽于肩部，双脚尖可适当外八，双手在胸前抱拳，挺胸收腹。

2. 身体缓慢下蹲，重心在臀部位置，大腿与地面平行，小腿与躯干平行即可，不用蹲到底。

3. 整个过程保持髋关节的中心、髌骨的中心、踝正冲前方，不严格要求膝盖不超过脚尖。

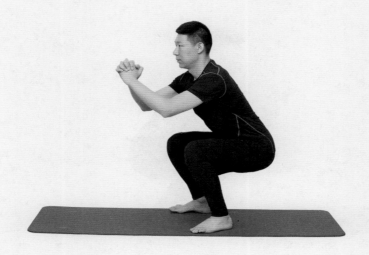

每组进行 30 次，每天进行 3 组。

**小贴士** 深蹲时膝盖能超过脚尖吗？

一般情况下，膝盖不超过脚尖太多，还是可以承受的。但是如果膝盖超过脚尖太多，膝盖负荷不了，深蹲完成就会比较困难。相比超过脚尖，膝盖与脚尖方向是否发力一致更为关键。

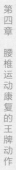

第四章 腰椎运动康复的王牌动作

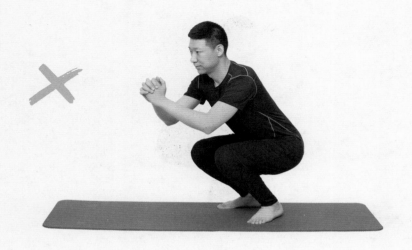

**注意事项**

　　大家在做的时候要注意，有一个错误是新手常犯的，那就是下蹲得太低太快。他们在做深蹲的时候，追求快节奏高效率，往往下蹲的时候，蹲得过低，下蹲时身体猛然向下，这些动作都会让我们的膝关节不能适应。正确的做法应该是匀速缓慢下蹲，蹲至大腿与地面平行就可以了。

第五章

**抻筋大全：筋弱则懈，
筋壮则强**

# 一、卧式抻筋

卧式抻筋可以缓解腰椎间盘突出引起的腿疼、麻木。

扫描二维码观看视频演示
卧式抻筋

**动作讲解**

1. 仰面平躺于两个凳子上，将其中一条腿靠在墙上向上伸，另一条腿垂直于地面放置。

2. 每次做 10～20 分钟，拉伸完一条腿应休息 1 分钟后，再拉伸另外一条腿。

3. 不能只做单侧拉伸。做动作的过程中，腿部发麻或者疼痛，可以用双手上下拍打大腿两侧。

## 注意事项

1. 受身体情况限制，腿部伸不直的话，应当循序渐进，千万不能强制将腿压直。

2. 不想靠墙拉筋，也可以坐抻筋凳，每天用抻筋凳锻炼。

# 二、蹲式抻筋

扫描二维码观
看视频演示
蹲式抻筋

**动作讲解**

1. 双脚并拢，脚掌贴地蹲下。

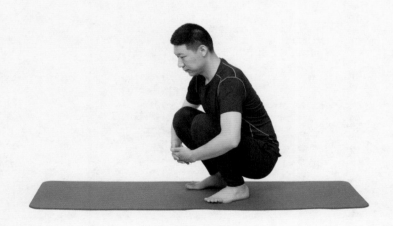

2. 双手抱膝，头垂下，像婴儿的姿势。

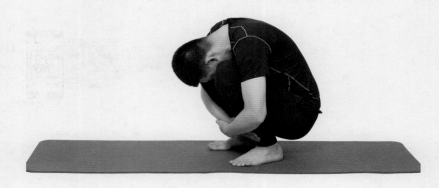

3. 蹲式抻筋是很好的伸展运动，主要改善腰背发紧，坐骨神经痛。每次15秒，每组3~5次。

屁股要紧跟脚后跟，背部自然放松。

第五章 抻筋大全：筋弱则懒，筋壮则强

67

# 三、猫式抻筋

扫描二维码观
看视频演示
猫式抻筋

**动作讲解**

1. 如图四肢点地，手臂放于肩的正下方，两腿分开与髋同宽。

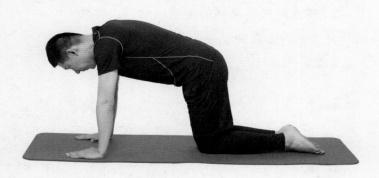

2. 吸气，轻柔弓背，臀部尽力回收、头部尽力下低，坚持3秒。

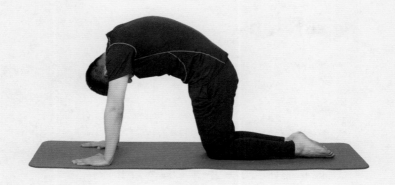

3. 呼气，腰背伸展，头部上扬、臀部后
翘，坚持3秒。

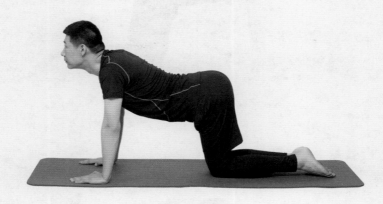

4. 一呼一吸为1次，做3~5次。

# 四、跪式抻筋

1. 跪在瑜伽垫上，手臂支撑，后背保持平直。

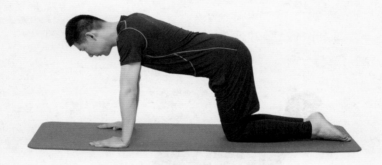

2. 重心向后移动，臀部缓慢坐于脚后跟。

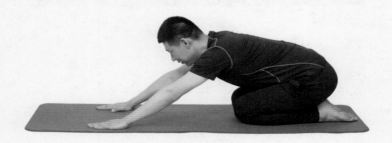

3. 双手向前伸，肩部下压。

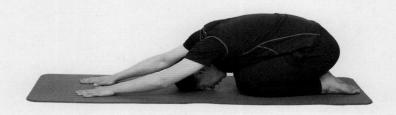

4. 身体自然而放松地向前趴下，臀部贴紧脚跟，让腰背部有牵拉感。

5. 整个过程自然呼吸，不要憋气，缓缓放松。极限位置坚持5秒钟，每组进行3~5次。

# 五、坐式抻筋

坐式抻筋可以改善腰椎间盘突出带来的腿部以及脚面疼痛。针对大腿内外侧、小腿、脚面等分为不同的动作。

扫描二维码观看视频演示
坐式抻筋

**动作讲解**

1. 拉伸大腿后侧

（1）坐在地面，腰背挺直，患侧腿前伸，另一侧腿屈膝，脚抵住患侧腿大腿根处。

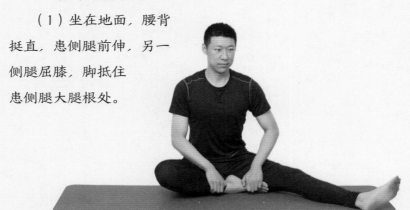

（2）双手握住向患侧脚尖处触碰，脚尖保持中立位置。

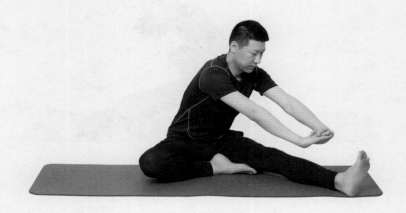

（3）身体尽量前探，以双臂支撑住身体，保持此姿势5～10秒。

（4）不要弯腰驼背，保持背部和脖颈的直线。

（5）重复5～10遍，注意动作要缓慢、到位、有力。

2. 改善大腿内侧疼痛、酸胀麻木

（1）坐在地面，腰背挺直，患侧腿前伸，另一侧腿屈膝，脚抵住患侧腿大腿根处。

（2）双手握住向患侧脚尖处触碰，脚尖向外侧用力，感受大腿内侧拉扯感，如下图。

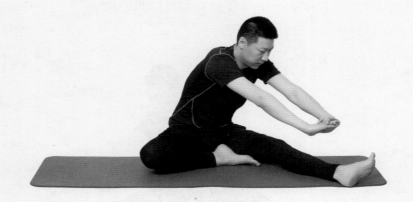

（3）身体尽量前探，以双臂支撑住身体，保持此姿势5~10秒。

（4）不要弯腰驼背，保持背部和脖颈的直线。

（5）重复5~10遍，注意动作要缓慢、到位、有力。

3. 改善小腿外侧及脚面疼痛、麻胀

（1）坐在地面，腰背挺直，患侧腿前伸，另一侧腿屈膝，脚抵住患侧腿大腿根处。

（2）双手握住向患侧脚尖处触碰，脚尖保持内扣姿势，感受小腿及脚面脚趾的拉扯感。

（3）身体尽量前探，以双臂支撑住身体，保持此姿势5~10秒。

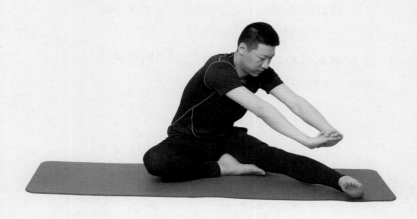

（4）不要弯腰驼背，保持背部和脖颈的直线。

（5）重复5~10遍，注意动作要缓慢、到位、有力。

**注意事项**

坐式抻筋能有效改善腿部、臀部、脚部等疼痛、麻木情况，不过也要注意以下几点。

1. 不要驼背、不要低头、不要弓腰。

2. 双手无须触碰脚部，只需到自己的极限位置即可。

3. 腰椎间盘突出急性期不能练习，以免加重疼痛。

4. 练习时需循序渐进，每天练习10分钟左右即可，以免时间过久拉伤韧带。

# 六、站式抻筋

　　站式抻筋可以改善腰椎发紧、肌肉紧张、臀部疼痛等情况，有效拉开肩胛部、肩周围，背部及相关部分的筋腱和韧带。

**动作讲解**

　　1. 一条腿在前，站弓步，另一腿在后，腿尽量伸直。

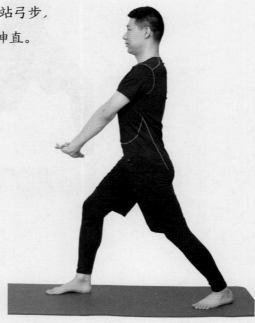

2. 挺胸收腹，双手反向交叉，向前上举。

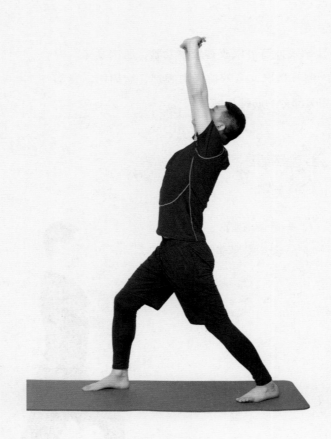

3. 双手缓慢上举到头顶，目光跟随双手移动，到最高点。

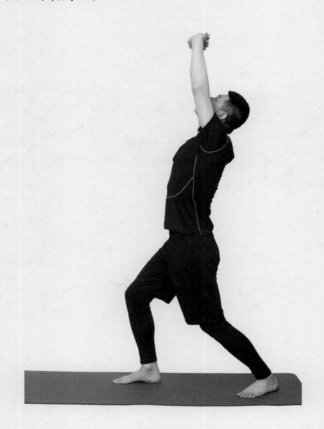

4. 以此姿势站立 10~15 秒，再换另一条腿站弓步，坚持 10~15 秒。

第六章

**提升肾气，护你好腰，**
**远离腰椎间盘突出症**

5 min

常言道：腰为肾之府。强腰则壮肾，肾虚则腰乏力，肾有多好，人就有多强壮，腰部和肾是紧密相连的，强化腰背肌，让你的脊柱年轻十岁。

假若肾气虚弱，肾的精气不补养筋骨、经络，腰部就容易出现劳损，甚至是疼痛。

# 一、还阳卧：
## 睡前 20 分钟，躺着把肾气补回来

"还阳卧"通俗一点，就是让身体自然平躺，使髋关节放松，两脚心进行相对，让脚后跟尽量贴近臀部，使得大腿内侧存在酸胀感，身体保持完全放松状态为佳。

"还阳卧"是很好的养肾、促睡眠的姿势。长期肾虚，会造成腰膝酸软、四肢乏力等情况。从经络上看，足厥阴肝经、足少阴肾经正好从大腿内侧通过，当我们进行还阳卧的姿势，使大腿内侧紧绷，刺激到肝、肾经，疏通经络，促进气血运行，促使肾气达到充盈。

1. 保持平躺姿势，全身放松。

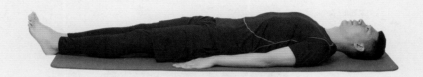

2. 双脚心相对，髋关节放松，膝盖自然
垂放，肩胛骨完全放松，双手层叠，掌心放
在肚脐上，保持这个放松姿势，每天睡前进
行 10 分钟。

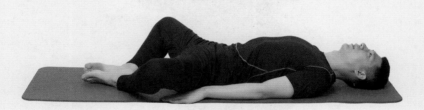

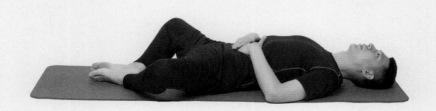

3. 如果腰椎不好，肾气虚弱，也可以将双手放置在腰、肾部位，如下图，每天睡前保持 10 分钟。一般进行这个动作几分钟，就会感觉手脚发热、腰部发热，提升肾气作用非常明显。

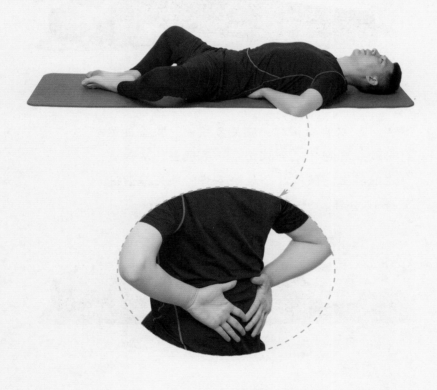

# 二、金刚坐：

## 每天 10 分钟，引血下行，强腰椎

　　"金刚坐"也被称为跪膝，在做这个动作时，可以引血下行，增加腰部、腿部、膝盖的血液循环，进而加速自我康复速度。

**动作讲解**

　　1. 跪坐在地面上，脚面压实垫子。

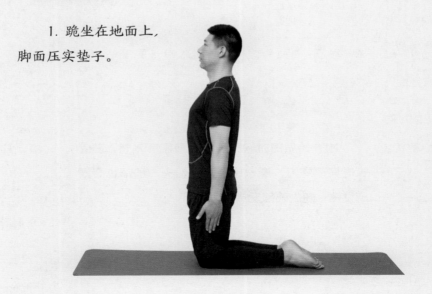

2. 臀部坐立在脚后跟上，脚掌紧贴垫子。

3. 双手自然放在大腿上，保持自然呼吸，这个动作坚持 10 分钟以上。

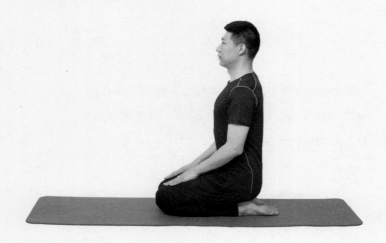

## 注意事项

刚开始做的时候大腿会有酸胀麻木感，随着长时间的练习，麻木感会逐渐消失，腿部也会渐渐发热，随之腰部发热。

# 三、站桩:

## 百练不如一站! 百桩之首, 温肾提阳

俗话说: 百练不如一站!

每天站桩 5 分钟, 提升气血, 打通任督二脉。

**动作讲解**

1. 脚　两脚自然站立, 两脚站得不能太宽, 脚跟比肩稍宽一些, 脚尖和肩宽度差不多。

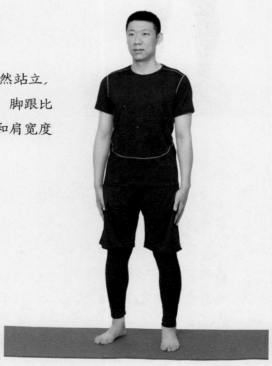

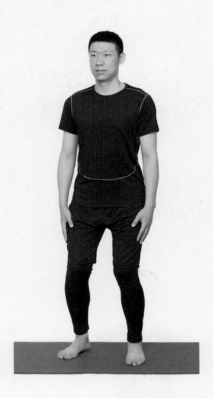

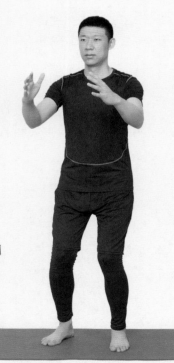

2. 头　头要正，百会上领，下颏微收。

3. 手　手指自然舒张，中间仿佛有一个气球，两手要小心翼翼地捧着它、抱着它。

4. 肩　肩部放松，不能绷紧，自然地耷拉着，往下松。

5. 膝　膝盖微屈，膝盖不能过足尖，大腿根部空虚，呈似坐非坐状态。

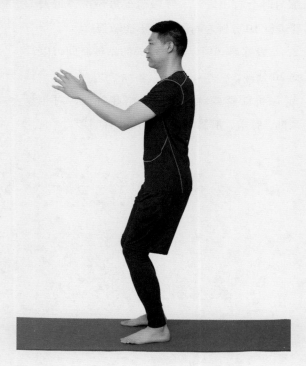

6. 身　身体上身挺直，不能塌腰翘臀。胸部微含，把背拉直，腹部放松微回收。

7. 会阴　会阴上提，做提肛动作，作用更明显。

1. 站桩是传统养生动作，要求循序渐进，刚开始练习时会有出虚汗、呼吸急促等情况，每天只需要进行 10 分钟左右即可，不能勉强。

2. 一般练习一周以后，每天的站桩时间可以延长到 20 分钟。

3. 站桩能够调理全身的经络和气血，对腰椎、颈椎、膝盖、脾胃的调理作用非常明显。

# 四、金鸡独立：
## 聚肾气、固肾气、身体健康强壮

金鸡独立，可以引血下行，提升肾气。

**动作讲解**

1. 在家里的地板上或室外平地，穿松软的鞋子单腿站立，两手自然垂下，闭上眼睛。

2. 刚开始或许只能坚持几秒或几十秒，但是不要紧，慢慢练习，坚持的时间会越来越久。

3. 累了就换另一条腿来做"金鸡独立"。

4. 每天坚持做两次，早晚各一次，每天练习5分钟。

如果练习久了，可以在金鸡独立的同时举起双手，能够调理颈椎和肩部的不适。

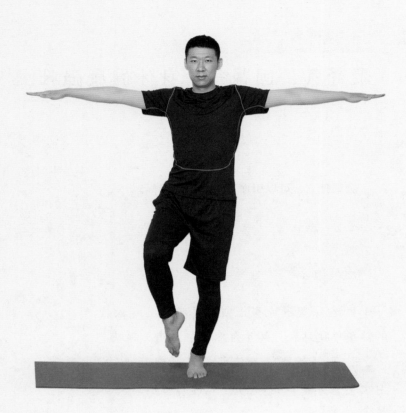

# 五、搓腰功：

## 疏通腰部气血，肾气一天比一天足

经常搓腰可以促进腰部的气血运行，还有助于激发阳气，使腰得到充分的温暖，有助于驱除寒湿之邪。经常坚持练习这样的动作，不仅可以温暖腰及肾脏，增强肾脏功能，加固体内元气，还可以疏通带脉、强壮腰背。

**动作讲解**

1. 保持站立或者坐姿，挺直腰背。

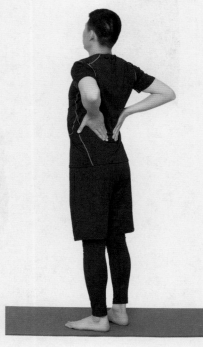

2. 双手上下搓动，摩擦腰眼部位，以腰部发热发胀为宜。

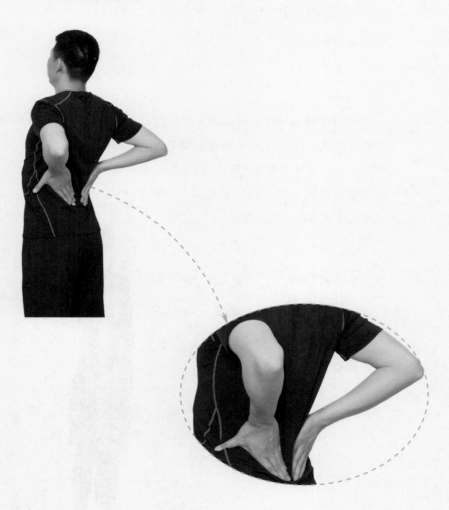

3. 每次搓动 50 下，中间间隔 1 分钟，再进行第二次。

4. 如果你有手脚冰凉的情况，可以在做搓腰功的时候先将双手搓热，再进行搓腰。

# 六、踮脚尖：

## 疏通经络，提升阳气，改善腰痛

踮脚动作能够刺激足底穴位，刺激膀胱经、肾经等，提升阳气。

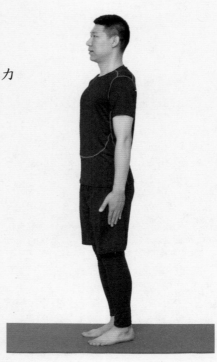

**动作讲解**

1. 把双脚并拢着地，用力抬起脚跟，然后放松落下，重复 20～30 次。

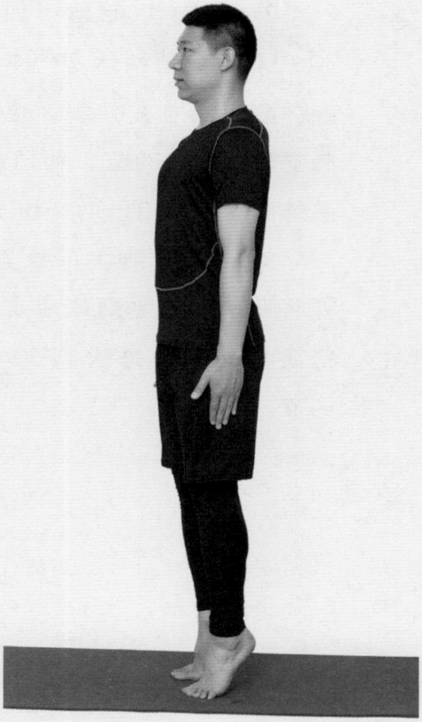

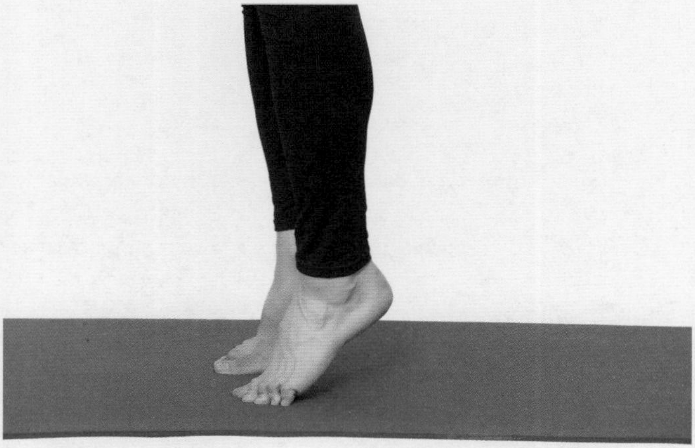

2. 踮脚尖走路：因人而异，每次走30～50步，稍稍休息一下，然后根据自己的身体状况再重复几组。速度可自我调节，以感觉舒适轻松为宜。初始练习者可以扶着墙，熟练以后就不用借助外物了。

3. 坐着踮脚尖：膝盖与大腿保持水平，可将两个矿泉水瓶或者重物放在大腿上，进行负重练习，每次踮30～50次，速度自我调节。

第七章

**腰椎间盘突出症,
生活中要注意**

# 一、腰椎间盘突出症，一定不能这样做

1. 跷二郎腿　会引起骨盆倾斜，腰椎承受压力增大，导致腰椎间盘受力增大。

2. 窝在沙发里　会导致椎间盘压力增加，长此以往，导致腰椎间盘退变加重。

3. 选择的床垫太软　睡觉时选择硬一些的床垫，在膝盖下面垫一软枕，有利于放松腰背部肌肉，降低腰椎间盘压力，减小腰椎间盘突出风险。

4. 弯腰搬重物　直接弯腰搬东西，会导致腰椎间盘突然受力加倍，很容易加重腰椎间盘突出。

# 二、腰椎间盘突出症期间该如何运动

1. 腰椎间盘突出急性期要立即停止运动。

2. 待症状好转后方可再进行体育运动，切不可盲目坚持活动。

3. 在众多的体育运动项目中，游泳运动较为适合腰椎间盘突出症患者。

4. 应注意运用正确的游泳姿势，游泳池水温不宜过低，同时在游泳前要进行充分的准备活动，游泳的时间不宜过长，运动中有一定的时间间歇，以避免腰部过度疲劳。

5. 不要进行冲刺跑步、跳绳、快速骑车、打羽毛球等剧烈的运动。

# 三、正确搬重物，有效保护腰椎

　　搬重物的时候不要过度弯腰，在弯腰搬提重物时，正确的姿势是先将身体向重物尽量靠拢，然后屈膝、屈髋，再用双手持物，伸膝伸髋，重物即可被搬起。

　　也就是用腿部力量抬起重物，而不是用腰部力量，这样，主要依靠臀大肌及股四头肌的收缩，避免腰背肌用力，腰部损伤的机会也减少了。

　　正确的动作如下。

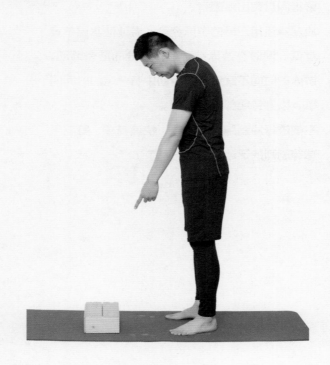

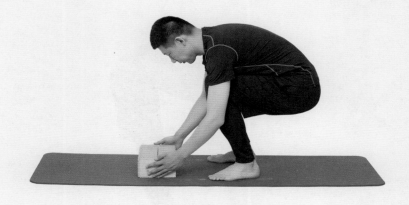

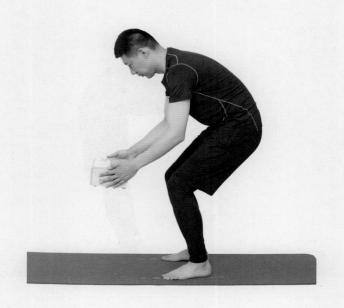

错误动作如下。

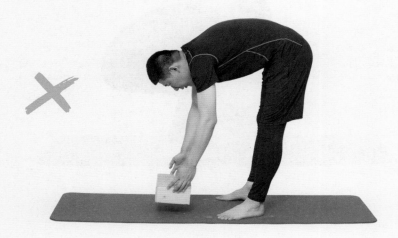

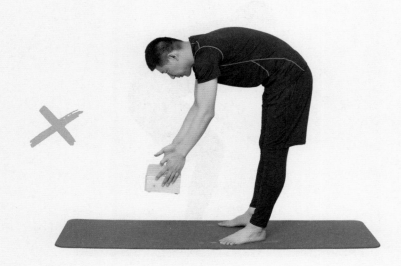

# 四、站姿正确，避免腰椎间盘突出

正确的站立姿势应该是两眼平视，下颌稍内收，胸部挺起，腰部平直，小腿微收，两腿直立，两足距离与骨盆同宽。

正确站姿如下。

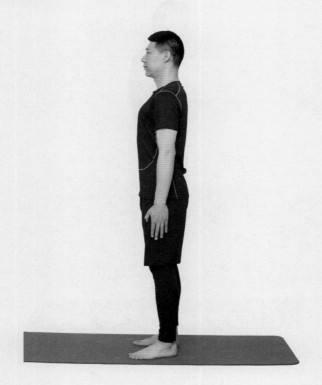

这样使全身重力均匀地从脊柱、骨盆传向下肢，再由下肢传至足，此时，人体的重力线正好通过腰椎椎体或椎间盘后部，可有效地防止髓核突出。站立不应太久，要适当进行活动，尤其是腰背部活动，以解除腰背肌肉疲劳。

　　错误站姿如下。

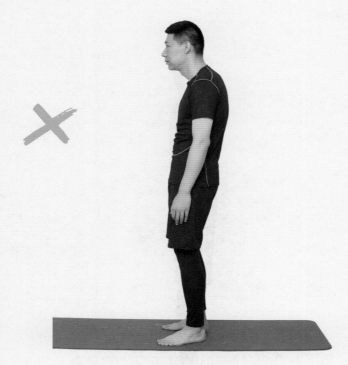

错误站姿

# 五、办公时，坐姿正确减少腰肌劳损

　　首先坐具的高低必须与本人的身体比例适中，最好能有一定后倾角的靠背，整个座椅的曲线应符合人体的生理曲线，材质应选择硬质或者偏硬，建议不要久坐沙发。办公伏案工作时坐具与办公桌的距离及高度应与自身身体相适应，不应太高也不应太低，以最大限度地减少腰椎及周围肌肉的劳损。

　　伏案工作持续时间不应超过一小时，因长时间固定于某种姿势容易导致腰背肌出现疲劳而加重症状，工作间隙应当注意经常调整身体的姿势，每隔一段时间都应站起来活动活动腰部，进行腰背肌的前屈、后伸、旋转运动，以防止肌肉持续某一姿势后的劳损。

　　如果腰不好，可以在腰背部放置一个柔软的小垫子，对腰背进行一定支撑。

　　正确的坐姿如下。

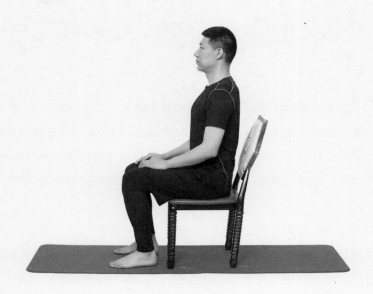

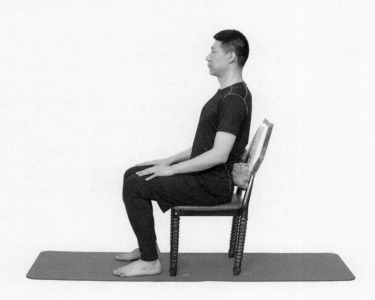

错误的坐姿如下。

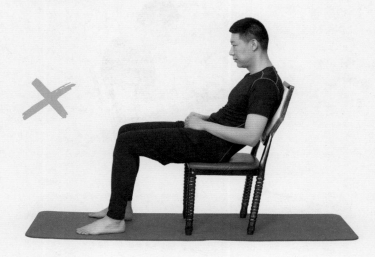

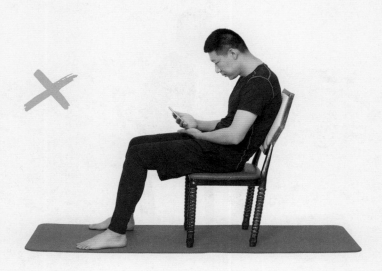

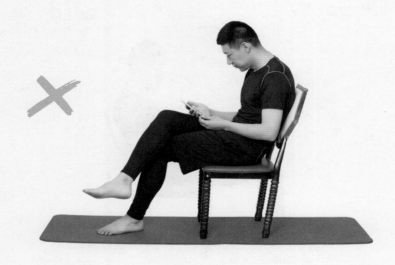

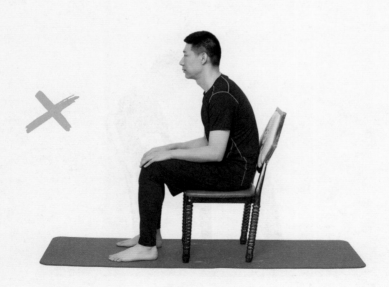

# 六、腰椎间盘突出症，睡觉有讲究

仰卧体位可以使腰椎间盘突出症患者全身肌肉放松，并使腰椎间隙压力明显降低，减轻椎间盘后突，降低下腰部肌肉及坐骨神经的张力，这种卧姿对患有腰椎间盘突出或伴有坐骨神经痛症状的其他下腰部疼痛的人最为适合。

如果进行侧卧位时，应将双髋双膝关节屈曲起来，古人说"卧如弓"就是这种睡姿，它可以消除腰部的前突，避免或减轻腰痛。

所以说，对睡姿没有硬性要求，只需要每种姿势尽量标准即可，以免增加腰部负担。

第八章

**腰椎运动康复，
常见问题**

# 一、腰椎手术后，为什么又复发了

腰椎间盘突出症是一种退行性疾病，这种疾病的复发概率比较高，手术治疗之后也会出现复发现象，因为这种微创手术或单纯髓核摘除手术仅仅切除了"坏的"椎间盘，相对"好的"椎间盘还保留着。如果继续以前的生活、工作方式，术后残留髓核仍有可能突出，造成复发。

# 二、腰椎间盘突出了，腰部不能受凉

腰本身对于温度的变化具有敏感的知觉。所以对腰及时采取保暖措施是非常必要的，天冷时别再穿露腰的衣服，腰部凝聚了寒气之后，很容易形成经络气血不通。

# 三、睡软床还是硬床对腰椎更好

睡软床容易导致脊柱变形，从而会增加腰椎间盘突出的可能，最好还是睡硬一点的床。硬板床能够有效地减少椎间盘承受的压力，是改善腰椎间盘突出症病情的一种方法。

# 四、得了腰椎间盘突出症，还能穿高跟鞋吗

必须穿平底鞋，腰椎间盘突出症的患者是不建议穿高跟鞋的。因为穿上高跟鞋以后，人体重心前移，腰部的肌肉需要经过重新调整，以保持身体的平衡，这样腰部因重力线的改变和保持平衡的需要，将持续处于紧张状态并承受更大的负担。

# 五、腰椎有问题，饮食上要如何安排

1. 多吃豆制品　豆制品富含丰富的营养，维生素含量高，并且可以补钙和增加蛋白质摄入，日常生活中适量的食用非常好。

2. 适当吃粗粮　如红薯等，粗粮富含高纤维，能够促进消化，建议每日以粗粮代替三分之一的主食。

3. 多吃新鲜的蔬菜　例如卷心菜、豆角、白菜等，饮食多样化非常有必要。

4. 多吃新鲜的水果　例如猕猴桃、苹果、草莓等，这样能够补充维生素 C，增强抵抗力。

5. 多吃瘦肉　如鱼肉、鸡肉、牛肉等富含蛋白质，可以加强营养。

6. 其他食物　可适量地食用一些芝麻等含钙丰富的食物。

# 六、康复后，还需要继续锻炼腰椎吗

　　1. 腰椎间盘突出症患者康复后，必须定期进行运动康复。

　　2. 不能做到每天运动康复，也要每周进行 2～3 次，防止腰椎间盘突出症复发。

　　3. 等到稳定 1 年后，建议养成锻炼习惯，长期练习，增强腰椎肌肉力量，预防复发。

附录

**本书使用方法**

本书介绍了许多腰椎锻炼的动作和方法，其实并不需要练习每一个，只需要根据自己的情况，选择其中的 2 ～ 3 个即可，重要的是长期坚持，不能三天打鱼两天晒网。

如果你不知道自己该做哪几个动作，可以按照以下的思路去做。

1. 放松　放松动作包含搓腰功、轻轻下蹲等热身运动。放松动作进行 5 分钟左右。

2. 力量　力量训练包括小燕飞、挺肚子、五点支撑、平衡支撑等动作，每组进行 3 分钟左右，间隔休息 2 分钟，再进行第二组。力量训练建议每天进行 15 分钟左右。

3. 抻筋　抻筋动作可以根据自己的情况来选取，卧式抻、站式抻、蹲式、坐式等都可以。每天的训练时间在 10 分钟左右。

由以上三个步骤组成自己的训练计划，循序渐进，逐渐加量，相信你的腰椎会一天比一天好，身体也会比以前更健康、更强壮！